Mirtha María Peláez Vega

REHABILITACIÓN DEL ACCIDENTE CEREBROVASCULAR ISQUÉMICO

Mirtha María Peláez Vega

REHABILITACIÓN DEL ACCIDENTE CEREBROVASCULAR ISQUÉMICO

Un enfoque de intervención educativa en adultos mayores

Editorial Académica Española

Imprint

Any brand names and product names mentioned in this book are subject to trademark, brand or patent protection and are trademarks or registered trademarks of their respective holders. The use of brand names, product names, common names, trade names, product descriptions etc. even without a particular marking in this work is in no way to be construed to mean that such names may be regarded as unrestricted in respect of trademark and brand protection legislation and could thus be used by anyone.

Cover image: www.ingimage.com

Publisher:
Editorial Académica Española
is a trademark of
Dodo Books Indian Ocean Ltd. and OmniScriptum S.R.L publishing group

120 High Road, East Finchley, London, N2 9ED, United Kingdom
Str. Armeneasca 28/1, office 1, Chisinau MD-2012, Republic of Moldova, Europe
Printed at: see last page
ISBN: 978-613-9-06149-5

REHABILITACIÓN DEL ACCIDENTE CEREBRO VASCULAR ISQUÉMICO

UN ENFOQUE DE INTERVENCIÓN EDUCATIVA EN ADULTOS MAYORES

MIRTHA MARÍA PELÁEZ VEGA

2024

INTRODUCCIÓN

Durante mucho tiempo hubo personas que se percataron de la necesidad que tenía la humanidad de plantearse una nueva forma de conocimiento del mundo es así que comienza aparecer los primeros testimonios escritos de la medicina física en Grecia, Roma, China, y otros territorios occidentales europeos que fueron los antecedentes que dieron lugar a la aparición de esta ciencia.

En las sociedades feudales y capitalistas desde su origen no prestaron mucha atención a la formación de científicos que posibilitaran la educación científica de la época, es por ello que la fisiatría fue desarrollada por pocos científicos, los cuales dieron origen a las primeras modalidades de la rehabilitación, tuvo su surgimiento de forma empírica, demostrando paulatinamente en la práctica su indiscutible eficacia en la reeducación motora y psíquica de pacientes con afecciones neurológicas y las bases teóricas de sus técnicas fueron apareciendo posteriormente.

En los años 40, el Neurofisiólogo Dr. Herman Kabat, concibió un método de facilitación neuromuscular propioceptiva (FNP), dirigido al conjunto neuromuscular para pacientes con afecciones neurológicas utilizando la información propioceptiva superficial (táctiles) y profunda (posición articular, estiramiento de los tendones y de los músculos) para excitar al sistema nervioso, con el fin de aumentar la fuerza y la coordinación muscular. Es utilizado fundamentalmente en las contracciones isotónicas o isométricas; para reforzar músculos débiles; y estabilizar el tono, así como imprimir velocidad al movimiento en los casos propensos a la lentitud. Este método mantiene su vigencia con sus seguidores y colaboradores más cercanos, los doctores Knott y Voss (1974) publicaron el libro "Facilitación neuromuscular propioceptiva, acerca del método original".

Se considera que estas actividades deben contar con la activa participación del paciente para que se pueda automatizar los nuevos patrones motores. El método más difundido y utilizado en Europa en los últimos 60 años fue el desarrollado por el Dr. Bobath en el año 1940, para el tratamiento de la parálisis cerebral (PC) y las hemiplejías en adultos; consideró que el concepto de tratamiento neuro-evolutivo, asume que la lesión durante la maduración del cerebro, provoca un retraso o interrupción del desarrollo motor y patrones anormales en la postura y los movimientos. Está dirigido esencialmente, a la inhibición de los patrones anormales de movimiento y a la facilitación simultánea de las actividades reflejas de los patrones normales.

A este método se le opuso radicalmente la teoría de la terapia del movimiento de la Dra. Brunnstrom, desarrollada específicamente para pacientes con enfermedad cerebro-vascular; y postula: que los reflejos y los sinergismos que se presentan luego de la lesión, constituyen patrones de recuperación normal, por lo que deben ser estimulados.

El auge de la rehabilitación en Latinoamérica comenzó después de las 2 guerras mundiales, especialmente de la segunda y motivada también por las epidemias de poliomielitis de las décadas de los 40 y 50. Era lógico entonces, que los primeros médicos preocupados por la rehabilitación fueran ortopedistas, debido a la necesidad de tratar las secuelas musculo-esqueléticas que casi siempre terminaban en deformaciones de resolución quirúrgica. Ellos fueron los iniciadores de la rehabilitación en casi todos los países.

Uno de los problemas principales de los sistemas de salud a nivel internacional es lograr la rehabilitación a pacientes hemipléjicos que han sufrido un accidente cerebrovascular (ACV) sea realmente efectiva. Las alteraciones neurológicas por lo general son incapacitantes, ocasionadas por diferentes alteraciones que forman parte de una cascada de eventos, desencadenados por las manifestaciones de la disfunción del SNC.

Desarrollar una rehabilitación especializada, para lograr que los pacientes puedan desenvolverse en su medio social con mayor calidad de vida; que sean capaces de poner en práctica sus conocimientos, habilidades para enfrentar y dar solución a los problemas que se le presentan, en convivencia con su enfermedad, y el apoyo de su familia, siendo el paciente protagonista de su proceso rehabilitador.

La rehabilitación es una opción terapéutica a considerar, aplicable en cualquier estadio de esta enfermedad, potencialmente combinable con cualquiera de las restantes variantes terapéuticas, ofreciendo un efecto aditivo, por cuanto su mecanismo de acción es diferente al de los fármacos o al de la cirugía.

Varios investigadores han aportado conceptualizaciones sobre la rehabilitación González y Kindelán Alonso (1997) definen en su libro "Rehabilitación Médica" que es la restauración del inválido hasta sus máximos límites posibles físico, mental, social, vocacional y económico.

La Organización Mundial de la Salud (OMS) define la rehabilitación como un proceso de duración limitada, con un objetivo definido, encaminado a permitir que personas con deficiencias o discapacidades alcancen un nivel físico, mental o social funcionalmente óptimo, proporcionándole los medios para modificar su propia vida (OMS, 1979)

Existe una tendencia a considerar la rehabilitación de estos pacientes como un proceso que implica un alto consumo de recursos, tiempo y esfuerzo; que requieren para su desarrollo de una tecnología, solo aplicable por personal especializado, en las diferentes áreas de salud. Sin embargo se considera que los sistemas de entrenamiento para las afecciones neurológicas en general son susceptibles de perfeccionarse, organizarse y dirigirse para que el paciente aprenda y participe de forma protagónica en el transcurso de su rehabilitación, con la participación de la familia, lo que puede contribuir a una rápida mejoría.

Con el triunfo de la Revolución se han realizado diversos estudios que abordan temas relacionados con esta patología publicado en revistas cubanas de medicina entre ellos: Vera Miyar, Morales Pérez (2001); Solís de la Paz, de Armas Casal, García Peñate, Martínez Díaz (2009); Proenza Fernández, Núñez Ramírez, Gallardo Sánchez, de la Paz Castillo (2012).

Nuestro municipio en el ámbito investigativo no se ha quedado atrás, a pesar de no existir publicaciones en revistas cubanas de medicina sobre este tema.

En el análisis de los resultados durante el año 2013 se detectaron las siguientes **insuficiencias:**

1. Déficit de información acerca de las secuelas que quedan por este tipo de patología neurológica que se les brinda a los pacientes, la familia y la forma de educarlos para convivir con ellas.
2. No utilización de los medios de difusión para informar y educar sobre esta patología y su tratamiento rehabilitador a la población.
3. Poca motivación del paciente y la familia hacia el proceso de rehabilitación por desconocimiento de su patología.

4. Déficit de técnicos en la sala de rehabilitación para realizar terrenos.

Teniendo en cuenta las insuficiencias encontradas, se plantea el siguiente **problema científico:** La falta de conocimiento del paciente y la familia en la rehabilitación no motivan la participación sistemática durante las terapias. Para la solución del problema declarado, se formula como **objetivo:** Elaborar un material que recoja información sobre la hemiplejia en el ACV tipo isquémico, para motivar al paciente mayor de 60 años y su familia durante el proceso de rehabilitación.

Para el logro de los objetivos propuestos y una mejor fundamentación y demostración de la tesis nos planteamos las siguientes interrogantes y tareas científicas:

Preguntas científicas

1. ¿Cuáles son los antecedentes históricos que sustentan el proceso rehabilitador del ACV?
2. ¿Cuáles son los fundamentos teóricos del proceso de Rehabilitación en pacientes hemipléjicos?
3. ¿Cuál es el estado actual que presenta el ACV en el adulto (60-74 años) en el municipio Guantánamo?
4. ¿Qué elementos se tiene en cuenta para elaborar un material informativo sobre la rehabilitación del ACV?

Tareas Científicas

1. Determinación de los antecedentes históricos de la rehabilitación en el ACV.
2. Determinación de los fundamentos teóricos que sustentan el proceso rehabilitador en pacientes hemipléjicos en el municipio Guantánamo.
3. Caracterización del estado actual que presenta el ACV en el municipio Guantánamo.
4. Elaboración de un material que recoja las principales informaciones de la rehabilitación del ACV para pacientes y familiares.

MÉTODOS

Nivel teórico:

- **Análisis y síntesis:** para determinar las técnicas necesarias de la teoría q sustenta la tesina; elaborar un material, sus conclusiones e interpretar el diagnóstico del problema.
- **Histórico y lógico:** para fundamentar los antecedentes históricos de la tesina y su inserción en la problemática a nivel de la comunidad.
- **Inducción y deducción:** se utiliza en la determinación del tratamiento rehabilitador a tener en cuenta.

Nivel empírico:

- **Observación:** a consultas.
- **Encuestas:** a pacientes con esta patología y sus familiares para obtener información sobre su modo de vida.
- **Entrevistas:** a especialistas y técnicos de la sala de rehabilitación para diagnosticar el estado del problema.

Del nivel matemático y estadístico:

- **Análisis porcentual:** para procesar los datos empíricos obtenidos y determinar la relación adecuada en la muestra.
- **Media aritmética:** permite hallar el valor promedio alrededor del cual se encuentran los datos.

POBLACIÓN Y MUESTRA

La población explorada está conformada por los pacientes 103 pacientes que asistieron a la consulta de la sala de rehabilitación del Policlínico Omar Ranedo Pubillones, la muestra está compuesta por 47 pacientes con diagnóstico de Enfermedad Cerebrovascular, comprendido entre las edades de 60-74 años, también forma parte de la muestra 100 familiares de pacientes aquejados por la enfermedad.

CAPÍTULO I

Antecedentes históricos que sustentan el proceso rehabilitador del ACV

Desde tiempos antiguos, Hipócrates -reconocido como el padre de la medicina, hace más de 2,400 años identificó y describió el accidente cerebrovascular (ACV) como "el inicio repentino de la parálisis".

En tiempos antiguos el accidente cerebrovascular se conocía como apoplejía*, un término general que los médicos aplicaban a cualquier persona afectada repentinamente por parálisis. Debido a que muchas condiciones pueden conducir a una parálisis repentina, el término apoplejía no indicaba diagnóstico o causa específica. Los médicos sabían muy poco acerca de la causa del accidente cerebrovascular y la única terapia establecida era alimentar y cuidar al paciente hasta que el mismo siguiera su curso.

La primera persona en investigar los signos patológicos de la apoplejía fue Johann Jacob Wepfer. Nacido en Schaffhausen, Suiza, en 1620, Wepfer estudió medicina y fue el primero en identificar los signos "posmorten" de la hemorragia en el cerebro de los pacientes fallecidos de apoplejía. De los estudios de autopsias obtuvo conocimiento sobre las arterias carótidas y vertebrales que suministran sangre al cerebro. Wepfer fue también la primera persona en indicar que la apoplejía, además de ser ocasionada por la hemorragia en el cerebro, podría también ser causada por un bloqueo de una de las arterias principales que suministran sangre al cerebro. Así pues, la apoplejía vino a conocerse como enfermedad cerebrovascular ("cerebro" se refiere a una parte del cerebro; "vascular" se refiere a los vasos sanguíneos y a las arterias).

La ciencia médica confirmaría con el tiempo las hipótesis de Wepfer, pero hasta muy recientemente los médicos podían ofrecer poco en materia de terapia. Durante las dos últimas décadas, los investigadores básicos y clínicos, muchos de ellos patrocinados y financiados en parte por el Instituto Nacional de Trastornos Neurológicos y Accidente Vasculares (National Institute of Neurological Disorders and Stroke - NINDS), han aprendido mucho acerca del accidente cerebrovascular. (NINDS 2000)

Cierto es que en español, el (ACV) es conocido popularmente por múltiples nombres: infarto cerebral, trombosis, embolia, derrame cerebral, hemorragia cerebral, apoplejía, Ictus y enfermedad cerebrovascular, lo que origina una gran confusión en cuanto al concepto y la diferenciación entre sus diferentes tipos.

Autores definen el ACV como el resultado de la oclusión o ruptura de un vaso suplementario del encéfalo. Es el más común de los problemas importantes del sistema nervioso central de comienzo súbito (Matarama, 2005)

La de Dra. Ruíz García Dania define el ACV como la disfunción neurológica del Sistema Nervioso Central (SNC) por afección de los vasos que la irrigan. Es el problema neurológico con mayor impacto epidemiológico, ocupa el tercer lugar como causa de muerte en el mundo occidental y genera una notable incapacidad física y laboral (Colectivo de autores, 2002)

Otra definición es: Las enfermedades cerebrovasculares son consecuencia de una alteración de la circulación cerebral que ocasiona un déficit transitorio o definitivo del funcionamiento de una o varias partes del encéfalo. También podemos definirlas como todas aquellas alteraciones que afectan a una parte del cerebro de forma transitoria o permanente por un mecanismo isquémico o hemorrágico. Es una disfunción neurológica aguda de origen vascular, de aparición relativamente rápida, que causa signos focales o a veces globales de alteración de la función cerebral que duran más de 24 horas (Colectivo de autores, 2009)

Según el Grupo Español de Estudio de las Enfermedades Vasculares Cerebrales se denomina ictus al trastorno brusco del flujo sanguíneo cerebral que altera de forma transitoria o permanente la función de una determinada región del cerebro. El término ictus en español es equivalente a "stroke" en inglés, representando a cada uno o todos los grupos de enfermedades cerebrovasculares incluyendo al infarto cerebral, hemorragia cerebral o hemorragia sub-aracnoidea (Colectivo de autores, 2009)

A juicio de la autora después de analizados los conceptos antes mencionados plantea: El ACV acontece cuando el suministro de sangre a una parte del cerebro se interrumpe bruscamente o cuando un vaso sanguíneo se rompe, derramando sangre en los espacios que rodean a las células cerebrales.

La incidencia de estos aumenta en forma dramática con la edad, la Organización Mundial de la Salud (OMS) la supone la tercera causa de muerte y la primera de invalidez en la población adulta mundial y se estima que 4.5 de los 10 millones de muertes anuales por estos motivos pertenecen a los países no industrializados, un tercio de las personas que sobreviven quedan con secuelas invalidantes y hasta un 25% de ellos presentarán posterior al ictus un deterioro cognitivo.

Los sobrevivientes de un ACV deben enfrentarse a una variedad de problemas mentales y físicos, según la gravedad del daño cerebral, la mayoría de ellos pueden mejorar su calidad de vida mediante un proceso de rehabilitación consecuentemente planificado. De hecho, todo individuo con una afección aspira a su rehabilitación, lo que en muchos se logra con tratamiento médico y en otros requiere de procedimientos técnicos especializados de otras ramas de la ciencia afines a la medicina, como es el caso de la Fisiatría.

La rehabilitación por medio de los ejercicios físicos son los que se emplean con mayor frecuencia con fines terapéuticos, para la activación del trabajo muscular debido a su significación biológica, fisiológica y psicológica en la vida del hombre; ayuda a los sobrevivientes de un accidente cerebrovascular a reducir su dependencia de sus cuidadores y mejorar su calidad de vida. La clave de una rehabilitación exitosa incluye la actitud de la persona afectada, la destreza del equipo de rehabilitación y del entorno social (la cooperación de los familiares y amigos). (Oraza 2003)

La sociedad cubana desde los inicios del triunfo revolucionario, (1966) dedica recursos y esfuerzos a través del Ministerio de Salud Pública, a la formación de terapeutas físicos. En instituciones hospitalarias como el Frank País, el Julio Díaz, Hermanos Almejeiras, de la capital y el centro de tratamiento de alteraciones neuromotríces de Santiago de Cuba, se dieron los primeros pasos.

Los programas docentes cubanos para residentes de la especialidad de medicina física y rehabilitación, se nutren (1979) de la colaboración de especialistas extranjeros, como por ejemplo la Dra. Elena Pedraza, kinesióloga chilena que contribuye a esta formación (Castro Ruz, 2008)

Los doctores cubanos: Hugo Martínez Sánchez y Eulogio Montoya Guibert comienzan a formar los primeros especialistas y se efectúa la primera graduación en 1981 en el Hospital de Rehabilitación Julio Díaz.

Los servicios de atención primaria de rehabilitación en Cuba están altamente desarrollados y se expanden por zonas rurales dando cobertura a toda la población, en 1984 nace el programa de médico y enfermera de familia que al poco tiempo incorpora rehabilitación en la atención primaria de la salud.

Actualmente Cuba realiza un gran esfuerzo por mejorar cada día la calidad de vida de su población. Dentro de los programas de desarrollo que lleva a cabo la salud pública cubana se encuentran la creación de múltiples salas de Rehabilitación Integral en la Atención Primaria de Salud, equipadas de la más alta y moderna tecnología. En este nuevo servicio se interrelacionan un grupo de especialidades como son: Defectología, Logopedia, Psicología, Terapia Ocupacional, Podología, Terapia Física y Rehabilitación, todos trabajando de forma integral, aplicando tratamientos para la prevención y atención de las enfermedades, constituyendo la terapia física y rehabilitación una de las especialidades de mayor peso en la recuperación efectiva y rápida del paciente.

En estos servicios se rehabilitan pacientes con diversas patologías entre las que se destacan las afecciones neurológicas y dentro de estas el accidente cerebrovascular, los que constituye la tercera causa de muerte en el mundo desarrollado, después de las enfermedades cardiovasculares y el cáncer, así como la primera de invalidez en los adultos mayores, por las secuelas motoras, sensitivas y cognitivas existentes en la mayoría de los pacientes que sobreviven a esta enfermedad.

En la provincia de Guantánamo el desarrollo de la rehabilitación a nivel de la atención primaria comenzó con la creación de la primera sala en el municipio cabecera, perteneciente al área centro el 23 de julio del 2004, la cual se inauguró con cuatro técnicos y el Dr. Santiago Almenares como especialista, hoy con el desarrollo de este proceso estas cifras han aumentado existiendo una sala de rehabilitación por cada municipio y consejos populares, que cuenta con un especialista o un diplomante, y un mayor número de técnicos.

Fundamentos teóricos del proceso de Rehabilitación en pacientes hemipléjicos

La enfermedad cerebrovascular es un problema de salud con un alto impacto social y económico, porque afecta a un gran número de personas funcional y laboralmente activas, genera incapacidades y secuelas tiene costos elevados para el sistema de salud. (Coll Costa, 2008)

El proceso de rehabilitación en Cuba se estructura sobre la base de lo más avanzado de la ciencia contemporánea y en total correspondencia con la ideología marxista leninista. El carácter científico implica la toma de partido por la verdad científica y su uso humanista respondiendo a esta ideología. (Castro Ruz, 2008)

Psicológica:

Los sobrevivientes de un ACV deben enfrentarse a una variedad de problemas mentales y físicos, las secuelas implican siempre un cierto grado de dependencia y pérdida de autonomía entre los adultos, causa daños en las actividades de la vida diaria como alimentarse, vestirse, cuidado de higiene personal, uso de electrodomésticos, uso de transporte, entre otros, estas limitaciones traen consigo aislamiento, depresión, ansiedad, ser un portador de discapacidad física compromete a la persona y el entorno, especialmente a la familia. El apoyo emocional y afectivo debe estar presente en todo el desarrollo de la rehabilitación, lo que va a posibilitar una activa e interesada participación en el proceso, que influye de forma significativa en el desenvolvimiento de su actividad.

Social:

Es un desafío social por que alrededor del 30% a 40% de los sobrevivientes en el primer año después del accidente cerebrovascular no están en condiciones de volver a trabajar y requieren algún tipo de ayuda para realizar actividades básicas de la vida diaria por lo consiguiente la sociedad pierde personas útiles para su desarrollo. La rehabilitación se basa en trabajar sobre la reinserción laboral.

Económico:

El tratamiento de esta enfermedad es muy costoso para el país pues el paciente requiere de ingreso en una institución hospitalaria, y de su asistencia frecuente a la sala de rehabilitación.

Por otro lado para la familia también tiene una repercusión económica, el paciente necesita ser trasladado para recibir consultas y terapias para su pronta recuperación.

Papel del personal de salud:

Constituye un serio problema pues las terapias son prolongadas y el paciente se disgusta.

Debe existir durante el tiempo de rehabilitación un proceso de colaboración entre el paciente, la familia y los profesionales de la salud. Esa colaboración no se limita al ambiente del hospital y debe continuar durante todo el curso de la enfermedad.

En las condiciones especiales en las que se encuentra la familia y los pacientes aquejados por esta afección neurológica resulta necesaria una educación en la prevención y control de los factores de riesgo.

Desarrollar acciones de salud dirigidas a sensibilizar a los pacientes con ACV acerca de la importancia de asistir a las terapias.

El principio de la vinculación con la vida, el trabajo y la práctica de la construcción comunista. Modificar los rasgos de la personalidad en estos pacientes, está ligado íntimamente a la concepción de la rehabilitación, que implica su inserción en el medio social, en sus disímiles manifestaciones como el estudio, el trabajo, la recreación, entre otras.

Este principio se halla presente desde la planificación de las diferentes actividades que se desarrollan durante la rehabilitación, en las que se rompen las barreras entre la institución y la vida social, haciéndolas responder a las necesidades sociales, propiciando que cada paciente pueda tener una participación activa en su transformación, ampliar sus vivencias en las diferentes tareas sociales, en sus nuevas condiciones, incluidas las laborales teniendo en cuenta sus particularidades individuales, sus intereses y sus motivaciones.

Los pacientes se educan para poder convivir en la sociedad, de forma digna, como individuos útiles, incorporándose a las actividades laborales y sociales, sin que constituyan una carga social, lo que ratifica el carácter humanista de la revolución cubana. (Llanes Torres, Alonso Pavón, Amaro Hernández, 2010).

El proceso de rehabilitación para pacientes con enfermedades neurológicas, transcurre en el marco de un conjunto de personas, que se agrupan atendiendo a diferentes criterios, con determinadas características, cada miembro es portador de características únicas que lo distinguen del resto, que tiene el derecho de ser respetado y considerado, adquiriendo relevante importancia el conocimiento de los problemas, las necesidades e intereses profesionales e individuales de los pacientes, lo que permite guiarlos y enseñarlos a elegir la mejor alternativa y estimular sus resultados.

En este proceso todas las acciones prevén trabajar a favor del paciente, teniendo en cuenta sus necesidades, intereses y características; así como incrementar el empleo de métodos de trabajo independiente de manera que de forma progresiva se eleve el nivel de exigencia, en función del autoaprendizaje y el autocontrol, donde la familia tiene una participación importante.

El apoyo emocional y afectivo está presente en todo el desarrollo de la rehabilitación, lo que posibilita una activa e interesada participación en el proceso, que influye de forma significativa en el desenvolvimiento de su actividad.

En la rehabilitación es indispensable la valoración y conciliación del proceso a las particularidades individuales (edad, nivel escolar, antecedentes personales, estadio de la enfermedad, tiempo de padecerla, entre otros). Su concreción es posible desde la organización, la planificación y la dirección de la tarea de rehabilitación, las que se desarrollan en consideración a las características del colectivo y del paciente.

Partiendo de esa consideración, se determinan: el contenido, las formas, los métodos y los medios para dirigir el proceso, atendiendo dentro del colectivo también las discapacidades de cada paciente y sus reales posibilidades para lo que se deberá adecuar los objetivos a seguir en cada paciente.

En las condiciones de la labor que desarrollamos, cobra una vital importancia la realidad objetiva planteada a la familia, en las condiciones materiales del hogar, para cada uno de los integrantes las condiciones de vida, la actividad económica y social de sus miembros y en particular las que se les presentan a los pacientes con afecciones neurológicas, que tiene una importante repercusión subjetiva.

Estudios científicos realizados en el país acerca del modo de vida de la familia cubana (ICCP-2001) demuestra entre otros factores los que influyen en el estado emocional de cada uno de los miembros de la familia.

Otro elemento importante acerca de la familia resulta el considerarla no como una simple célula que compone el tejido social y dependen de las fuerzas históricas o culturales, sino además como unidad donde sus integrantes comprenden y comparten intereses, sentimientos y relaciones emocionales cuyo clima psicológico repercute en la actividad de sus integrantes (Castro Alegret, 2004)

En las condiciones especiales en las que se encuentra la familia y los pacientes aquejados por esta afección neurológica resulta necesario tomar miembros, las vías para su preparación a fin de permitir su participación activa y sistemática en el proceso rehabilitador durante las sesiones dirigidas por el rehabilitador, darle continuidad en el hogar y lograr su incorporación activa en el seno familiar y social en digna convivencia con los efectos de la enfermedad que padece.

Esta comunicación resulta indispensable para lograr el éxito del tratamiento rehabilitador; para que el paciente acepte su enfermedad y la atención directa a sus mayores dificultades y preocupaciones, el esclarecimiento de las vías por donde debe transitar su restablecimiento, la adecuada selección y dosificación de los objetivos en cada tarea y la evaluación objetiva de sus logros y desaciertos, lo estimula a integrarse al desarrollo de la rehabilitación.

En la medida en que el paciente hemipléjico tenga una mayor autonomía e independencia, se favorece también su estado emocional, lo que permite la satisfacción de poder ayudar en el hogar y así mejorar la percepción que poseen los pacientes sobre las relaciones familiares (Gómez Juanola, Machín Díaz, Roque Acanda, Hernández Medina, 2001).

Se conoce, además, que las familias unidas, con tendencia a la armonía, el equilibrio y con interacciones en sentido positivo, muestran mejores capacidades adaptativas que predicen el éxito en el enfrentamiento a frustraciones existenciales, así como la restructuración familiar de manera creadora ante eventos generadores de sufrimiento.

La calidad de vida como medida para el impacto de una enfermedad en un individuo tiene un valor predictivo para la función y el bienestar físico, además de que la hemiplejia posee un impacto sobre el funcionamiento físico; esta constituye la dimensión más afectada, pero el resultado final dependerá de la habilidad de adaptación a la nueva situación de vida y esta será mejor en la medida en que se implementen mejores tratamientos. La ansiedad y la depresión fueron los síntomas psicológicos más evidentes, en estos pacientes (Suárez Escudero, Restrepo Cano, Ramírez, Liliana Bedoya, 2011).

Caracterización del estado actual que presenta el ACV en el municipio Guantánamo

Conocer el estado de salud de la población así como sus demandas, ha sido siempre objeto de preocupación del estado cubano lo que se ha materializado en diferentes acciones, programas y niveles de atención como por ejemplo: el de la atención primaria de salud, donde juega un papel importante el médico y enfermera de la familia, quienes se encargan de la dispensarización del paciente geriátrico a fin de brindarle una atención especial y contribuir a garantizarle una vida no sólo más larga, sino también más activa y saludable. Hoy día en que la población de la tercera edad en Cuba supera el millón y medio de habitantes, el sector salud y otros sectores, instituciones y gobierno demandan la periódica actualización de indicadores que trazan sus condiciones de salud a fin de privilegiar este grupo tan vulnerable de la población.

La **incidencia** del policlínico Omar Ranedo pubillones durante el año 2023, existió un total de 103 pacientes de ambos sexos, que han sufrido un ACV, lo que representa el 100%, y en esto me demuestra el aumento que ha existido al transcurrir los años, y pude deberse a que Cuba se encuentra en la cuarta y última fase de la transición demográfica, con niveles muy bajos de fecundidad y mortalidad y aunque no es el país más envejecido de América Latina, lo será en pocos años, como consecuencia de su desarrollo social y lo avanzado de su transición demográfica, hay un aumento de los factores de riesgos, que propician la aparición de las enfermedades neurológicas.

Para conocer el estado actual de la problemática que se investiga, se aplicaron diferentes instrumentos: entrevistas a especialistas, técnicos, y encuestas a pacientes y familiares.

Los instrumentos de investigación aplicados fueron los siguientes.

- **Observación:** a consultas.
- **Encuestas:** a pacientes con esta patología y sus familiares para obtener información sobre su modo de vida.
- **Entrevistas:** a especialistas y técnicos de la sala de rehabilitación.

Se empleó la observación para descubrir los fenómenos que se suscitan en el desempeño de los especialistas en función de dirigir la rehabilitación de los pacientes, la entrevista para recopilar información acerca de la rehabilitación de estos pacientes con ACV isquémico y sus familiares, así como sus resultados para el diseño del proceso de rehabilitación en función de la transformación y protagonismo del paciente, la encuesta permitió conocer el nivel de dominio de los contenidos básicos del paciente y su familia sobre la enfermedad.(Ver anexo 1 y 2). Donde se pudo constatar que algunos familiares de los pacientes afectados por ACV isquémico de la población en estudio no asisten a las terapias con ellos, no le brindan el apoyo emocional necesario para su recuperación, lo inutilizan en el hogar, de forma que no le permiten realizar algunas de las actividades de la vida diaria (AVD).

Al interpretar las encuestas aplicadas a los 47 pacientes de ellos: 16 pacientes respondieron que sus familiares lo acompañan siempre a las terapias, lo que representa el 34,0%, 18 respondieron a veces representando el 38,2% y 13 respondieron que nunca representando el 27,6%, lo cual me demuestra que la mayoría de los familiares de estos pacientes no lo apoyan emocionalmente, para su pronta recuperación.

Al aplicarles la encuesta a los 100 familiares, ellos respondieron en las interrogantes de como la familia le aplicaba algún tratamiento rehabilitador en el hogar a su familiar, 32 respondieron que siempre, lo que me representa el 32%, 36 familiares respondieron que a veces en la noches pues el trabajo no le permitía perder tiempo pues eso le corresponde a la sala de rehabilitación, representando el 36%, y el resto (32) respondieron que nunca, porque para eso iba el paciente a la sala de rehabilitación, representando el 32%. En la otra interrogante donde: Cree Ud. que mejoraría si como familia le ayuda en su tratamiento rehabilitador: 32 familiares respondieron que sí, representando el 32%, y 68 familiares respondieron que no, que si su familiar no mejora es porque el tratamiento no era el mejor, y eso es culpa del médico y el técnico de la sala de rehabilitación, representando el 68% de la muestra.

De las entrevistas realizadas a los médicos y técnicos que trabajan en la sala de rehabilitación, indican coincidencia en cuanto a los criterios expresados: que los pacientes que llegan a la sala en algunos casos es la primera vez que asisten a la consulta, y presentan desconocimiento de la importancia de esta especialidad médica para su recuperación por la secuela dejada de su enfermedad (ACV); algunos pacientes llegan en etapa de espasticidad lo cual su recuperación es lenta a diferencia de otros pacientes que acuden a la sala inmediatamente del egreso hospitalario, varios pacientes abandonan el tratamiento por ser a largo plazo; los familiares de los pacientes afectados no lo acompañan a las terapias por lo que el discapacitado se siente deprimido, se encuentra imposibilitado a asistir a las terapias, lo cual influye en su estado de ánimo y su recuperación física, psíquica y social.

Aplicación de la intervención educativa para el paciente mayor de 60 años que ha sufrido un ACV

Es una propuesta que va encaminada a brindarle al paciente una guía de orientación para la aplicación de una correcta rehabilitación, pues brinda alternativas de ejercicios que el paciente puede escoger para modificar su estilo de vida.

Dicha intervención se basa en el análisis de la experiencia práctica que hemos desarrollado en el trabajo profesional, además de la realización de un estudio bibliográfico crítico de los programas relacionados con la rehabilitación. Su aplicación en la práctica, prepara al paciente que ha sufrido un Accidente Cerebro Vascular para su correcta rehabilitación.

Los objetivos del tratamiento rehabilitador que el fisiatra se va a trazar ante un paciente hemipléjico deben ser:

- Apoyo psicológico.
- Prevenir complicaciones.
- Lograr independencia en las A.V.D.
- Aumentar potencia muscular y destreza del lado afectado y conservar el lado sano.
- Mejorar coordinación y equilibrio.
- Lograr marcha lo más funcional y estética posible.
- Mejorar trastorno de la comunicación.
- Trabajar sobre la reinserción laboral.

Para la elaboración de este material informativo donde se recoge lo más importante de esta patología, y las secuelas que presenta después el paciente, debemos conocer que la hemiplejía es una de ellas, y la que más limita al paciente en su desempeño social e influye en su estado psíquico y emocional.

La hemiplejia se caracteriza por la pérdida de los movimientos voluntarios en una mitad del cuerpo junto con la alteración del tono postural que puede estar aumentado (espasticidad), disminuido (flacidez) o ambos elementos a la vez" (Alonso López, Pérez Sánchez, Peñate Recio, 2001).

La muestra fue seleccionada por los pacientes de la consulta de la sala de rehabilitación del Policlínico Omar Ranedo Pubillones, está compuesta por 47 pacientes con la patología de Enfermedad Cerebrovascular de tipo Isquémica, y que tienen como secuela una hemiplejia, comprendido entre las edades de 60-74 años, constituyendo la población, lo que representa el 100%, también forma parte de la muestra 100 familiares de pacientes aquejados por la enfermedad.

Del total de los pacientes de ellos: 31 hombres que representa el 65.9% y 16 mujeres que representa el 34.0%, (Ver anexo tabla 1) se puede apreciar cuantos pacientes son atendidos por ECV tipo isquémico, por el servicio de Rehabilitación durante el período estudiado. Hubo un predominio del sexo masculino para el 65.9%, esto reafirma la teoría de la protección producida por las hormonas femeninas en la etapa adulta de la mujer.

En la (Ver anexo tabla 2) se muestra la distribución por edad y sexo, lo que evidencia que en el sexo masculino entre las edades de 64 y 66 años hay un total de 5 pacientes que representa el 10.6% de la población en estudio, y en el sexo femenino hay un predominio en las edades de 64 y 73 años con 3 pacientes, lo que representa el 6,4%; la edad que más predomina al sumar ambos sexos es 64 años con 8 pacientes, lo que significa el (17%) de 100%, seguido por la edad de 66 años con 5 pacientes, lo que representa el (10,6%), de la población estudiada.

Desde fisioterapia neurológica, estimulación cognitiva y sensorial hasta la reeducación de la marcha y la progresiva recuperación de la autonomía en el desarrollo de actividades diarias.

Los tratamientos a los que serán sometidos los pacientes van a venir determinados también en función de la fase de la enfermedad en la que se encuentren. En la fase aguda lo importante será centrarse en la prevención de complicaciones, en el tratamiento postural y en la independencia del paciente. En la fase subaguda y crónica, recuperar el equilibrio y la marcha y recurrir a la cinesiterapia y la fisioterapia de mantenimiento todas estas actividades están destinadas a que el paciente recupere su independencia para llevar a cabo sus tareas diarias.

A pesar de que el beneficio terapéutico disminuye con la edad del paciente, diversos estudios han demostrado que se puede reducir notablemente el grado de discapacidad que presentaban pacientes ancianos su ingreso, tras seguir un tratamiento de rehabilitación. Y es por ello que es fundamental que las personas mayores tengan acceso a los mismos, sin que estos se vean limitados en función de la edad.

Algunas personas están sometidas a un riesgo mayor de sufrir un accidente cerebrovascular que otras. Para mejor estudio vamos a dividir los factores de riesgo en:

No Modificables:

- Edad.
- Historia familiar.
- Sexo.
- Raza.

Modificables por tratamiento:

- Hipertensión arterial.
- Enfermedad cardiaca.
- Diabetes mellitus.
- ACV anterior.
- Estenosis carotidea.

Modificables por conducta:

- Hipercolesterolemia.
- Sedentarismo.
- Drogadicción.
- Tabaquismo.

- Alcoholismo.
- Obesidad.

Factores de riesgo no modificables

Las personas mayores de edad tienen un riesgo más alto de sufrir un ACV que la población en general, por cada década después de la edad de 60 años, el riesgo de esta enfermedad se duplica.

El género o sexo de la persona también contribuye como factor de riesgo de sufrir un ACV. Los hombres tienen un mayor riesgo 1.25 veces de sufrir esta patología que las mujeres.

Factores de riesgo modificables por tratamiento

Muchas son las enfermedades que pueden desencadenar un ACV, entre los mencionados:

Hipertensión Arterial

De todos los factores es el más importante, las personas con hipertensión presentan un riesgo de cuatro a seis veces más elevado que de los que no padecen de esta enfermedad. De un 40 a un 90% de las personas se le constatan, elevadas cifras de tensión arterial (T.A) antes de ocurrir el accidente cerebrovascular. El medicamento antihipertensivo puede reducir el riesgo de esta enfermedad. Estudios recientes indican que el tratamiento puede disminuir la tasa de incidencia de accidente cerebrovascular en un 38% y reducir la tasa de mortalidad en un 40%.

Enfermedad cardiaca

Después de la hipertensión, es el segundo factor de riesgo más importante, entre ellas pueden encontrarse: las malformaciones de las válvulas del corazón o el músculo del corazón. Algunas enfermedades valvulares como: la estenosis de la válvula mitral o la calcificación anular mitral, pueden duplicar el riesgo de accidente cerebrovascular, independientemente de otros factores de riesgo.

Diabetes Mellitus

Esta enfermedad alcanza el punto de riesgo más elevado entre los 50 y 60 años de edad y disminuye después de estas edades, es más elevado en los hombres a una edad más temprana y más elevada en las mujeres a una edad más avanzada. Las personas con diabetes pueden también tener otros factores que pueden contribuir a aumentar el riesgo general de ACV.

Factores de riesgo modificables por conducta

Hipercolesterolemia

Los niveles de colesterol altos contribuyen a la enfermedad cardiaca. Pero muchas personas no comprenden que un nivel alto de colesterol también contribuye al riesgo de accidente cerebrovascular. Los alimentos con alto contenido de grasa saturada y colesterol, como las carnes, los huevos y los productos lácteos, pueden aumentar la cantidad de colesterol total en el cuerpo a niveles alarmantes, contribuyendo al riesgo de arteriosclerosis.

Tabaquismo

Es el factor de riesgo modificable más poderoso que contribuye a la enfermedad cerebrovascular. El consumo de cigarrillos casi duplica el riesgo de una persona de sufrir un accidente cerebrovascular isquémico, independiente de otros factores, los grandes fumadores están sometidos a un riesgo mayor de accidente cerebrovascular que los fumadores menos asiduos. Este riesgo disminuye inmediatamente después de dejar de fumar, observándose una reducción importante del riesgo después de 2 a 4 años. Lamentablemente, puede llevar varias décadas para que el riesgo de un exfumador descienda al nivel de una persona que nunca ha fumado.

Alcoholismo

Un aumento en el consumo de alcohol conduce a un incremento en la presión sanguínea y de accidente cerebrovascular isquémico.

Drogadicción

El consumo de drogas ilícitas, tales como la cocaína y el crac, puede también ocasionar un accidente cerebrovascular. La cocaína puede actuar sobre otros factores de riesgos, tales como la hipertensión y la enfermedad cardíaca desencadenando un accidente cerebrovascular.

El consumo de marihuana también es un factor de riesgo, reduce la presión sanguínea y puede interactuar con otros factores, tales como: la hipertensión y el consumo de cigarrillos, ocasionando daño en los vasos sanguíneos.

Otras drogas objeto de abuso, tales como las anfetaminas, la heroína y los esteroides anabólicos (e incluso algunas drogas legales y comunes, tales como la cafeína y la L-asparaginasa y la pseudoefedrina que se encuentran en descongestionantes vendidos sin receta), se ha sospechado que aumentan el riesgo de una persona de sufrir un ACV. Muchas de estas drogas son vasoconstrictoras, lo que significa que pueden hacer que los vasos sanguíneos se estrechen y aumente la presión de la sangre.

Al analizar los factores de riesgo con respecto al total de la población estudiada, podemos analizar (Ver anexo tabla 5) que hay un predominio de bebedores ocasionales siendo el total de la población masculino 31 representando el 66% del total de la muestra (47) seguido por 24 pacientes hipertensos que representa el 51%, y 22 pacientes sedentarios, representando el 47%, con respecto a la población femenina predomina la Hipertensión arterial con 13 pacientes, lo que corresponde al 28% de la población estudiada, seguido por 12 pacientes con Diabetes Mellitus, representando el 25.5%.

Podemos analizar que en la población femenina hay un menor número de pacientes sedentarios, y eso puede deberse a que el resto de la población (7) está vinculada a los círculos de abuelos de la comunidad a la que pertenecen.

La rehabilitación por accidente cerebrovascular es un programa que abarca diferentes terapias diseñadas para ayudarte a volver a aprender habilidades perdidas tras sufrir un accidente cerebrovascular. Según la zona que haya afectado el accidente cerebrovascular, la rehabilitación puede ayudar a recuperar el movimiento, el habla, la fuerza y las habilidades de la vida diaria. La rehabilitación por accidente cerebrovascular puede ayudarte a recuperar la independencia y a mejorar tu calidad de vida.

Las complicaciones que genera un accidente cerebrovascular varían ampliamente, y también la forma en que cada persona se recupera con posterioridad. Estudios han demostrado que las personas que participan en un programa de rehabilitación por accidente cerebrovascular especializado se desempeñan mejor que la mayoría de las personas que no hacen rehabilitación. En consecuencia, la rehabilitación se recomienda para todas las personas que han sufrido un accidente cerebrovascular. El tratamiento rehabilitador va a depender de la etapa de la enfermedad a la que ha llegado el paciente, y el tiempo en que se inicia, debe iniciarse de 24-48h, después de recuperado, se basa fundamentalmente en: reintegrar en lo posible al paciente en su vida anterior, prepararle psicológicamente brindándole confianza y desenvolvimiento, se realizan interconsultas a domicilio y trabajo en el gimnasio en dependencia de la hemiplejia.

La recuperación de un paciente puede detenerse en cualquiera de las etapas de la enfermedad, si no se puede hacer el tratamiento en seguida de la instalación de la hemiplejía, hay que iniciarlo en la etapa en que ha llegado el paciente, las cuales son:

1. Etapa inicial de flaccidez.
2. Etapa de espasticidad.
3. Etapa de recuperación relativa.

Se debe tener presente que las etapas se superponen y que no se las puede separar de manera nítida. Puede que ya se encuentren determinados grados de espasticidad durante la etapa de flaccidez, o que el paciente posea cierto movimiento bastante independiente de la extremidad durante la etapa de espasticidad. Además, inclusive en la tercera etapa, la espasticidad todavía puede entorpecer los movimientos selectivos cuando el paciente se esfuerza en realizar una tarea difícil.

Etapa inicial de flaccidez

Esta etapa se observa poco después de la instalación de la hemiplejía, dura desde pocos días hasta varias semanas o más. El paciente no puede mover el hemicuerpo afectado. Ha perdido contacto con el lado enfermo y muchas veces no siente el respectivo brazo o pierna. Por lo que se va a utilizar la **estimulación propioceptiva y sensorial del**

lado sano: el pie sano recorrerá la totalidad de la extremidad inferior paralizada al igual que el miembro superior lo hará sobre el lado afecto, esto ayudarà a mejorar o prever las alteraciones del esquema corporal.

El paciente adopta una posición en la cama donde el lado afecto parece estar ligeramente rotado ligeramente hacia atrás, por lo general el paciente no puede volverse hacia el lado sano. No se sienta si no lo sostienen y tiende a caerse hacia el lado enfermo.

Tratamiento postural

En esta etapa la colaboración con el personal de enfermería o con los miembros de la familia reviste importancia primordial, porque hay que vigilar la posición del paciente en la cama, cambiándola con frecuencia, este se mantendrá durante las 24 horas del día, cada 2 horas, para prevenir complicaciones como: retracciones tendinomusculares, evitar úlceras y posturas patológicas, e infecciones. La cama será de bastidor rígido y colchón suave, las sábanas estarán limpias, estiradas y a temperatura adecuada.

- Decúbito Supino: Paciente con buena alineación en la cama, almohadas en la cabeza, debajo del hombro y de la cadera afecta, y rodillo pequeño en la mano afecta y fosa poplítea del mismo lado, los pies en ángulo de 90 grados apoyados a la pielera de cama para evitar el equino.
- Decúbito Prono: Cuando el estado pulmonar, cardiovascular y esquelético lo permitan, esta posición es ventajosa para el mantenimiento de la extensión completa de las caderas y el alivio de presión sobre las eminencias óseas. Paciente bien alineado, almohada grande debajo del hombro y brazo afecto, y mediana debajo del abdomen, y rodillos debajo de la rótula y zona anterior de la articulación del tobillo y en mano afecta, pies apoyados en la pielera en ángulo de 90 grados.
- Decúbito Lateral: Los hemipléjicos se sienten más cómodos sobre el lado sano, nunca se acostará sobre el lado afecto. Se colocará almohada grande soportando miembro superior afecto con codo en flexión y rodillo en la mano, y otra almohada grande debajo del miembro inferior afecto con rodilla en flexión de 90 grados, al igual que los pies.

Desarrollo del equilibrio sentado

Se sentará el enfermo lo más precoz posible, en las primeras 48-72 horas, primero en la cama y luego fuera de esta, con los pies apoyados en el suelo, protegiendo la extremidad superior con cabestrillo mientras esta esté flácida. Se insistirá desde un inicio en tratar de lograr un buen equilibrio realizando ejercicios de equilibrio en esta posición.

En esta etapa muchas veces el paciente hemipléjico tropieza con dificultad para mirar hacia arriba estando sentado, porque tiende a caerse hacia atrás cuando eleva la cabeza y extiende la columna vertebral.

El fisioterapeuta a los efectos de ayudarlo permanece delante de él y lo alienta a mover el cuerpo hacia adelante, flexionando las articulaciones de la cadera lo más posible, mientras le levanta los brazos y le coloca las manos en sus hombros (del terapeuta). Cuando pueda mantener esta posición y tenga bien extendida la columna vertebral, lo induce a levantar el mentón y a mirar hacia arriba. De este modo se contrarresta la tendencia a caerse hacia atrás, dándole al paciente suficiente flexión a nivel de las caderas.

Etapa de espasticidad

En esta etapa la espasticidad suele instalarse con lentitud, con predilección por los músculos flexores del brazo y los músculos extensores del miembro inferior. A medida que se desarrolla la espasticidad, se registra resistencia para ciertos movimientos pasivos, se realizarán movilizaciones pasivas del hemicuerpo afecto e instrucción de movilización autopasiva, realizada por el propio paciente con ayuda del lado sano.

Concientización del movimiento pasivo

Bajo comandos verbales; lográndose un control del lado afectado y del lado sano donde el enfermo reconozca la posición de las distintas estructuras de su cuerpo. No debe pasar a realizar movimientos más complejos sino a vencido o aprendido los anteriores más sencillos.

Cuando está sentado, se apoya más en el lado sano que en el enfermo. El brazo afectado está en flexión, con la pierna espástica en mayor abducción que la sana. En esta etapa el paciente puede mantenerse en pie, pero apoya casi todo el peso en la pierna sana. Por lo general ha aprendido a caminar de manera anormal.

Desarrollo del equilibrio en la Bipedestación

El paciente comienza a sentarse y levantarse con asistencia al inicio después sin utilizar las manos y de la forma más simétrica y normal posible auxiliándonos antes de esto de la mesa inclinada. Una vez lograda una bipedestación frente al espejo se hará la reeducación postural, posteriormente comenzaremos con ejercicios de equilibrio en esta posición con el objetivo de preparar al paciente para iniciar la reeducación de la marcha. (Coll Costa, 2008)

Fase I:

- Mesa inclinada
- Bipedestación progresiva entre paralelas. (Se realizará postura frente al espejo, no se dará un paso hasta tanto la postura estática sea buena.
- Equilibrio.
- Patrones de reiniciación del paso. (Patrones estáticos)

Fase II:

- Patrones dinámicos en paralelas.
- Patrones de coordinación en paralelas.
- Corrección de alteraciones en la fase de la marcha.
- Adiestramiento en apoyo auxiliar.
- Corrección postural durante la ambulación.

Fase III:

- Patrones dinámicos fuera de paralelas.
- Patrones dinámicos en terrenos lisos e irregulares.
- Patrones con cambio de ritmo y dirección.
- Corrección de coordinación entre apoyo auxiliar y el equilibrio de apoyo.

Fase IV:

- Patrones dinámicos de marcha por todo tipo de terrenos.
- Subir y bajar escaleras y planos inclinados.
- Adiestramiento en caídas e incorporaciones.

Estimulación de contracciones activas

Se realizan de 4 a 6 repeticiones al día, muy breves para evitar la fatiga haciéndose de forma selectiva y progresiva. Miembro superior en abducción del hombro y flexión del codo. Miembro inferior en extensión plantar del pié y flexión de cadera y rodilla ayudado por resistencia manual. Estimulación directa del músculo con alargamientos, amasamientos y golpeteo.

En la marcha, el paciente tiende a mantener la totalidad del lado enfermo un poco hacia atrás. Parece como si lo arrastrase con el lado sano. No hace la rotación de la cintura escapular ni hace oscilar los brazos. Se obtiene una modalidad de marcha más normal empleando la rotación del tronco de la siguiente manera. El técnico se coloca delante del paciente, sosteniéndolo de ambas manos. A medida que el paciente da el paso con el pie derecho, digamos, el kinesiólogo hace oscilar sus dos brazos en diagonal hacia la derecha, con el brazo izquierdo adelante y el derecho un poco hacia atrás, haciendo rotar la cintura escapular del paciente.

A medida que el paciente transfiere su peso hacia adelante sobre la pierna derecha y da el paso adelante con la izquierda, el kinesiólogo invierte el movimiento de los brazos. La oscilación rítmica de los brazos y la rotación del tronco, contribuyen a desarrollar una modalidad de marcha bilateral normal. El movimiento de los brazos tiene que estar bien sincronizado de modo que coincida con los pasos del paciente.

Progresión de la contracción activa (TFNP)

Al incrementar la actividad contráctil los músculos agonistas y antagonistas deben progresar paralelamente, se logrará un automatismo a través de la atención del paciente ejecutando movimientos con exactitud y coordinación, así como su repetición y aumento de ejecuciones, Ej. Comer, escribir siendo de ayuda la terapia ocupacional.

La resistencia se utiliza para facilitar la capacidad del músculo para contraerse, aumenta el control muscular, ayuda al paciente a ganar una conciencia del movimiento y su dirección, y aumenta la fuerza.

El contacto manual hace que la presión sobre el músculo ayuda a la capacidad del músculo para contraerse.

La tracción y aproximación hace que se facilite el movimiento, especialmente en los movimientos de tracción los antigravitatorios.

Ayuda a la elongación del tejido muscular cuando se utiliza el reflejo de estiramiento.

El estiramiento facilita la contracción muscular. La estimulación verbal se lleva a cabo mediante la consigna verbal le dice al paciente que hacer y cuando hacerlo.

La utilización de la visión ayuda al paciente a controlar y corregir su posición y movimiento.

Técnicas específicas

1. <u>Iniciación rítmica:</u> Es el movimiento rítmico del miembro o del cuerpo a través del recorrido deseado, comienza con el movimiento pasivo y progresa hacia el activo resistido. Con el objetivo de que el sujeto sea capaz de: iniciar el movimiento, mejorar la coordinación y el sentido del movimiento, normalizar la velocidad del movimiento, aumentarlo o disminuirlo, enseñar el movimiento, esta técnica ayuda a relajarse al paciente.

2. <u>Inversión lenta:</u> El movimiento activo cambia de un sentido (Agonista) al contrario (Antagonista) sin pausa o relajación. Con el objetivo de: aumentar la amplitud articular, la resistencia y la fuerza, desarrolla la coordinación, previene o reduce fatiga.

3. <u>Estabilización rítmica:</u> Alternar contracciones isométricas contra resistencia, ninguna intención de movimiento. Con el objetivo de: aumenta la fuerza, la estabilidad, el equilibrio y disminuye el dolor.

Tratamiento

Es la continuación de la primera etapa, aquí se inicia un desdoblamiento más avanzado de las modalidades totales, a los efectos de obtener una adaptación más apropiada de los movimientos a las actividades funcionales en las diferentes posiciones.

Se harán movimientos activos o activos resistidos de forma progresiva y el paciente colaborará en las transferencias del sillón a la cama, de la cama al sillón, aseo, alimentación y cambio de ropa.

Etapa de recuperación relativa

Algunos pacientes se recuperan tanto que llegan a emplear la mano bastante bien y su marcha es casi normal. En esta etapa la espasticidad siempre es leve. Sin embargo, ciertos pequeños movimientos localizados del codo, la muñeca y los dedos, así como de la rodilla, el tobillo y los dedos, no se pueden realizar. Las extremidades todavía se mueven demasiado en conjunto, y faltan los movimientos intrínsecos. Por lo tanto, el tratamiento está orientado hacia la obtención de movimientos todavía más localizados, más finos y más aislados. Para ello las modalidades inhibidoras de los reflejos se desdoblan en mayor medida aún. El fisioterapeuta impide los movimientos en las articulaciones vecinas cuando el paciente mueve su muñeca o sus dedos.

Terapia ocupacional

- Atención sensorio motriz.
- Actividades de independización para las AVD.
- Recuperación profesional.
- Adaptación a las actividades cotidianas.
- Habilidades manuales de la dominancia.
- Necesidad de medios auxiliares para su desempeño.
- Actividades de coordinación, destreza manual y procesamiento.

Terapia del lenguaje

Basado en capacidades de: memoria, coordinación de los movimientos mediante movimientos especializados, Dominio de la articulación, inteligencia, atención, emociones y experiencias anteriores de comunicación.

Orientación vocacional y empleo

Dentro del proceso de rehabilitación debemos tener en cuenta la formación profesional del paciente para establecer el pronóstico vocacional, el cual se determinará por:

- La habilidad física o actividad que pueda desarrollar el paciente a pesar de su discapacidad residual.
- Habilidades mentales e inteligencia.
- Historia laboral anterior.
- Personalidad y adaptación social
- Posibilidades económicas.

Lo que acabamos de formular del tratamiento para el paciente hemipléjico es sólo un bosquejo, la manera de proceder con el paciente no se puede describir con mayor detalle porque el fisioterapeuta tendrá que desarrollar su propia técnica y ajustar continuamente su manejo del paciente de acuerdo con las reacciones de éste. Tendrá que aguardar la respuesta del paciente al colocarlo en una posición o al moverlo, y su siguiente paso terapéutico dependerá de lo que considere u observe. Inhibiendo las reacciones anormales y facilitando reacciones más normales siempre que pueda, el paciente poco a poco irá adquiriendo más respuestas motoras al manejo que le haga. Con el tiempo aprenderá a desarrollar las mismas modalidades de movimiento en forma activa y sin ayuda.

Al aplicar este tratamiento a la población estudiada, podemos ver que la mejoría del paciente hemipléjico no va a depender exclusivamente del tratamiento rehabilitador, sino de la etapa en la que inicie las terapias después de haber sufrido el ACV, y del apoyo familiar, el cual incide en su estado emocional, y de la disposición de cada familia durante el tratamiento.

En la muestra estudiada los 47 pacientes asistieron después del alta hospitalaria a la sala de rehabilitación, para iniciar las terapias, de ellos: 16 pacientes su familiar los llevaba a la sala a realizar las sesiones de ejercicios, y en el hogar le realizaba algunos, representando el 34,0%, 18 familiares llevaban al enfermo a la sala dejándolo en el centro, y volvían después de concluidas las terapias, y en ocasiones no los llevaban, y tampoco le ayudaban en la casa representando el 38,2%, y el resto de los pacientes (13) sus familiares los llevaban a las terapias cuando podían, no le asistían los ejercicios en la casa, representando el 27,7%.

Al concluir el 2023 en la sala de rehabilitación se le dio el alta a 16 pacientes que sufrieron un ACV isquémico, los cuales estaban rehabilitados, y fueron incluidos en el círculo de abuelo de su comunidad, se le volvieron asignar las actividades del hogar, para estimular su estado emocional, y que se sintieran útil e independientes en la sociedad, a diferencia del resto de los pacientes, que presentan insuficiente apoyo y atención por parte de su familia, a pesar que se sienten satisfecho con la atención del fisiatra y el técnico que los atiende.

Cuba es un país socialista donde la asistencia médica es gratuita y se le presta atención a todo individuo que la necesite, debemos tener presente que la familia es la célula fundamental de la sociedad, donde cada persona encuentra amor y consuelo ante una enfermedad, e influye en la recuperación rápida de cada uno de sus integrantes.

CONCLUSIONES

- El conocimiento de la historia de esta rama de la medicina permite elevar la cultura general e integral de la población.

- Se demostró que existía desconocimiento por parte del paciente y sus familiares sobre el manejo del tratamiento rehabilitador en esta patología.

- El material presentado demuestra que no solo el tratamiento rehabilitador influye en la rápida recuperación del paciente, sino que juega un rol importante el apoyo psicológico de la familia sobre este.

REFERENCIAS BIBLIOGRÁFICAS

Alonso López, R. F., Pérez Sánchez, A., Peñate Recio, P. O. (2001). Utilidad del ejercicio físico sincinético en la reeducación motora del hemipléjico neurotransplantado. *Efdeportes*, 7(38).

Alvarez Sintes, R., Hernández Cabrera, G., Báster Moro, J. C., García Núñez, R. D., Louro Bernal, I., Céspedes Lantigua, L. A. (2008). *Medicina general integral*. La Habana: Editorial Ciencias Médicas, 1, 278.

Caballero López, A. D. (2008). *Terapia Intensiva*. Editorial Ciencias Médicas. La Habana Tomo III.

Cárdenas de la Peña, E. (2004) *Terminología Médica*. McGraw-Hill. Interamericana. Tercera edición.

Castro Alegret, P. L. (2004) *El maestro y la familia del adulto con dificultades*. ICCP

Castro, F. (2008). *Reflexiones del comandante en jefe*. Gobierno de Reconciliación y Unidad Nacional.

Colectivo de autores (2009). *Rehabilitación de adultos con enfermedad vascular cerebral*. México: Secretaría de Salud.

Colectivo de autores. (2002). *Manual de diagnóstico y tratamiento en especialidades clínicas*. Editora política, La Habana,

Colectivo de autores. (2005). *Manual de Merk de diagnóstico y tratamiento*. Editorial Staff. Londres,

Colectivo de autores. (2009) *Manejo integral de las enfermedades cerebrovasculares en la Atención Primaria de Salud*.

Coll Costa, J. L. (2008). *Rehabilitación de pacientes hemipléjicos*. https://www.guiadisc.com/wp-content/uploads/2012/12/rehabilitacion-hemiplejicos.pdf

Diccionario Larousse ilustrado. (1988). Editorial Pueblo y Educación. La Habana,

Editorial Científico Técnica (1998) *Diccionario terminológico de ciencias médicas*. 11 E. La Habana

Estévez Perera, A., Coll Costa, J. D. L., Estévez Perera, A. (2011). Satisfacción de pacientes hemipléjicos luego de un programa individualizado de ejercicios físicos. *Revista Cubana de Medicina General Integral*, 27(1), 74-82. http://scielo.sld.cu/scielo.php?pid=S0864-21252011000100008&script=sci_arttext

Farreras, P., Rozman, C. (2005*). Medicina interna* 14 ed. Editorial Elsevier, 108-116.

Fernández Nieves, Y., López Bueno, M., Barrios González, J. E., Coll Costa, J. (2008) Discapacidad y atención a la diversidad: un desafío a la ciencia. *EFDeportes.com, Revista Digital*. Buenos Aires, Nº 123. http://www.efdeportes.com/efd123/discapacidad-y-atencion-a-la-diversidad-un-desafio-a-la-ciencia.htm

Gómez Juanola, M., Machín Díaz, M. J., Roque Acanda, K., Hernández Medina, G. (2001). Consideraciones acerca del paciente geriátrico. *Revista cubana de medicina general integral*, 17(5), 468-472. http://scielo.sld.cu/scielo.php?pid=S0864-21252001000500010&script=sci_arttext

González, M. R., Kindelán Alosnso, B. (1997). Fisioterapia de la hemiplejia*, en su: Rehabilitación Médica*. Editorial MASSON, Cap. 11, p 131-143

Knott, M., Voss, D. E. (1974). *Facilitación neuromuscular propioceptiva: patrones y técnicas*. Editorial medica panamericana.

Llanes Torres, H. M., Alonso Pavón, Y., Amaro Hernández, A. H. (2010) Comportamiento de la mortalidad por enfermedad cerebro vascular en el municipio Madruga. *Medimay*, 16(1), 13-19. https://scholar.archive.org/work/lsponbrxlvernc25yu7nz22s2i/access/wayback/http://www.medimay.sld.cu/index.php/rcmh/article/download/450/773

Llanio Navarro, R., Perdomo González, G. (2003). *Propedéutica clínica y semiología médica* v1. Ciencias Médicas. https://apunteca.usal.edu.ar/id/eprint/1191/28/Cap.27%20Alteraciones%20de%20la%20temperatura%20corporal.pdf

Matarama Peñate, M. (2005) *Medicina Interna. Diagnóstico y tratamiento*. La Habana: Editorial Ciencias Médicas.

Maya, C. (2007). *Urgencias neurológicas*. Editorial Ciencias Médicas.

Melgar, F., Penny, E. (2012). *Geriatría y gerontología para el médico internista*. La Paz: Grupo Editorial La Hoguera.

Ministerio de Salud Pública (20 de mayo de 2015) Gaceta Oficial No. 17 Extraordinaria. https://www.cecmed.cu/sites/default/files/adjuntos/Reglamentacion/Resoluci%C3%B3n%20MINSAP%20381-%202015.pdf

Ministerio de Salud Pública [MINSAP] (1992) Objetivos, propósitos y directrices para incrementar la salud de la población cubana 1992-2000. La Habana: Editorial Ciencias Médicas

Ministerio de Salud Pública [MINSAP] (2022) Anuario estadístico de salud. Dirección Nacional de Registros Médicos y Estadísticas de Salud. La Habana. Cuba. 22 http://files.sld.cu/bvscuba/files/2012/05/anuario-2021-e.pdf

National Institute of Neurological Disorders and Stroke [NINDS] (2000). *Accidente cerebrovascular: Esperanza en la investigación*. http://espanol.ninds.nih.gov/trastrornos/accidente_cerebrovascular.htm

Organización Mundial de la Salud (OMS). (1979). *Capacidad óptima de rendimiento físico en el adulto*. Serie de Información Técnica. OMS

Orosa Fraiz, T. (2003). La tercera edad y la familia, una mirada desde el adulto mayor. *La Habana: Editorial Félix Varela*, 67-93.

Proenza Fernández, L., Núñez Ramírez, L., Gallardo Sánchez, Y., & de la Paz Castillo, K. L. (2012). Modificación de conocimientos y estilos de vida en adultos mayores con enfermedad cerebrovascular. *Medisan*, *16*(10), 1540-1547. http://scielo.sld.cu/scielo.php?pid=S1029-30192012001000009&script=sci_arttext

Roca Goderich, R. (2002) *Temas de Medicina Interna*. (Tomo I). Editorial Ciencias Médicas. 4ta Edición.

Rodríguez Silva, H. M., Pérez Caballero, M. D. (2002). Manual de Diagnóstico y tratamiento en especialidades clínicas. *La Habana: Editora Política*, 205-7.

Solís de la Paz, D., de Armas Casal, D. L., García Peñate, G., & Martínez Díaz, N. (2009). Influencia de los factores pronósticos en la recuperación del paciente con enfermedad cerebro vascular. *Revista Habanera de Ciencias Médicas*, 8(1), http://scielo.sld.cu/scielo.php?pid=S1729-519X2009000100007&script=sci_arttext

Suárez Escudero, J. C., Restrepo Cano, S. C., Ramírez, E. P., Liliana Bedoya, C. (2011). Descripción clínica, social, laboral y de la percepción funcional individual en pacientes con ataque cerebrovascular. *Acta Neurológica Colombiana*, 27(2), 97-105.
http://www.scielo.org.co/scielo.php?pid=S0120-87482011000200003&script=sci_arttext

Torres Carro, O. (2008). *Estrategia pedagógica para la rehabilitación neurológica, 120h* [Tesis en opción al grado científico de Doctor en Ciencias Pedagógicas. Instituto Central de Ciencias Pedagógicas. La Habana].
https://tesis.sld.cu/index.php?P=DownloadFile&Id=597

Vera Miyar, C. R., & Morales Pérez, C. (2001). Enfermedad cerebrovascular: Seguimiento y rehabilitación en la comunidad. *Revista Cubana de Medicina General Integral*, 17(1), 27-34. http://scielo.sld.cu/scielo.php?pid=S0864-21252001000100004&script=sci_arttext&tlng=en

Zorowitz, R. D. (1997). Rehabilitación del enfermo con accidente vascular cerebral. *González Mas R. Rehabilitación médica. Barcelona: Masson*, 432-560.

ANEXOS

Anexo 1

Encuesta para el paciente que ha sufrido un ACV

Edad ___________ Sexo _____________

Tiempo que hace que sufrió el ACV ________________________________

Tipo de secuela que le quedo: Secuela _________ Sin secuela ________

Tratamiento actual: Temporal _________ Permanente ________

Antecedentes patológicos personales:
HTA ________ Hábito de fumar __________ Diabetes __________ Enfermedades cardíacas
________ Obesidad ________ Ingestión de alcohol _____________ Otros ________

Tiempo que demoró en ser llevado al hospital:
Menos de 2 h __________ 2 a 5 h ________ más de 6 h _________

Tiempo en que comenzó a realizarse la fisioterapia:
Inmediato ________ Mediato ________ Tardío ________ Nunca _______

Capacidad de independencia:
I- Come
     Sin ayuda ________ Con ayuda _________ Necesita ser alimentado _________
II- Lavado
     Sin ayuda _________   Con ayuda _________

III- Cuidado corporal (peinado, cepillado, afeitado)
     Sin ayuda ________ Con ayuda ________

IV- Vestirse
     Sin ayuda _____ Con ayuda _____Sólo con posible ayuda _____Completamente
incapaz _____

V- Paso de cama a sillón de ruedas

Uso sin ayuda del sillón de ruedas _________

Precisa algún tipo de ayuda _________

Puede estar sentado, pero necesita ayuda constantemente _______

Permanente en cama _________

VI- Capacidad de movimiento

Puede andar 50 pasos (con bastón, sin andador) _______ en sillón de ruedas

_________con ayuda___________

VII- Subida de escaleras

Sin ayuda ajena _______Sólo con ayuda _________Imposibilidad

VIII- Su familiar asiste con usted a las terapias.

Si_____ No_____ A veces______.

Anexo 2

Encuesta para la familia que tiene entre sus miembros un familiar hemipléjico por un ACV

Marque con una X según corresponda.

Preguntas:

1-   Usted conoce la enfermedad de su familiar:
    Si _______ No _______

2- ¿Conoce cuáles son los factores de riesgos modificables que tiene su familiar?:________________

3- Le permite tomar decisiones como miembro del hogar a pesar de su enfermedad:
    Siempre _______ A veces _______ Nunca_______

4- La discapacidad de su familia hace que usted lo limita en las actividades de la vida diaria.
    Sí_____ No_____

4- Lo acompaña como familia a recibir el tratamiento rehabilitador:
    Siempre _______ A veces _______ Nunca_______

5- Usted como familia le aplica algún tratamiento rehabilitador en el hogar:
    Siempre _______ A veces _______ Nunca_______

6- Cree Ud. que mejoraría si como familia le ayuda en su tratamiento rehabilitador:
    Si _______ No _______.

Anexo 3

Tabla 1

Distribución por sexo del Accidente Cerebrovascular en la sala de rehabilitación del Policlínico Omar Ranedo Pubillones.

Sexo	Cantidad de pacientes	%
Masculino	31	65.9
Femenino	16	34.0
Total	47	100

Anexo 4

Tabla 2

Distribución por edad y sexo de los pacientes con ACV.

Edad(años)	Femenino		Masculino		Total	
	N°	%	N°	%	N°	%
60	1	2.1	1	2.1	2	4.2
61	1	2.1	-	-	1	2.1
62	-	-	2	4.2	2	4.2
63	1	2.1	2	4.2	3	6.4
64	3	6.4	5	10.6	8	17
65	1	2.1	2	4.2	3	6.4
66	-	-	5	10.6	5	10.6
67	1	2.1	3	6.4	4	8.5
68	-	-	2	4.2	2	4.2
69	1	2.1	1	2.1	2	4.2
70	1	2.1	1	2.1	2	4.2
71	1	2.1	3	6.4	4	8.5
72	2	4.2	2	4.2	4	8.5
73	3	6.4	1	2.1	4	8.5
74	-	-	1	2.1	1	2.1
TOTA	16	34	31	65.9	47	100

Fuente: Libro de registro de ingresos y altas e Historias Clínicas.

Anexo 5

Tabla 5

Distribución de pacientes según sus factores de riesgo.

Factores de riesgos	Masculino		Femenino	
	Nº	%	Nº	%
Hipertensión arterial.	24	51	13	28
Enfermedad cardiaca.	20	42.5	11	23.4
Diabetes mellitus.	10	21.2	12	25.5
Sedentarismo.	22	47	9	19.1
Ingestión de alcohol. (ocasional)	31	66	-	-
Tabaquismo.	16	34	7	15
Obesidad.	-	-	4	8.5

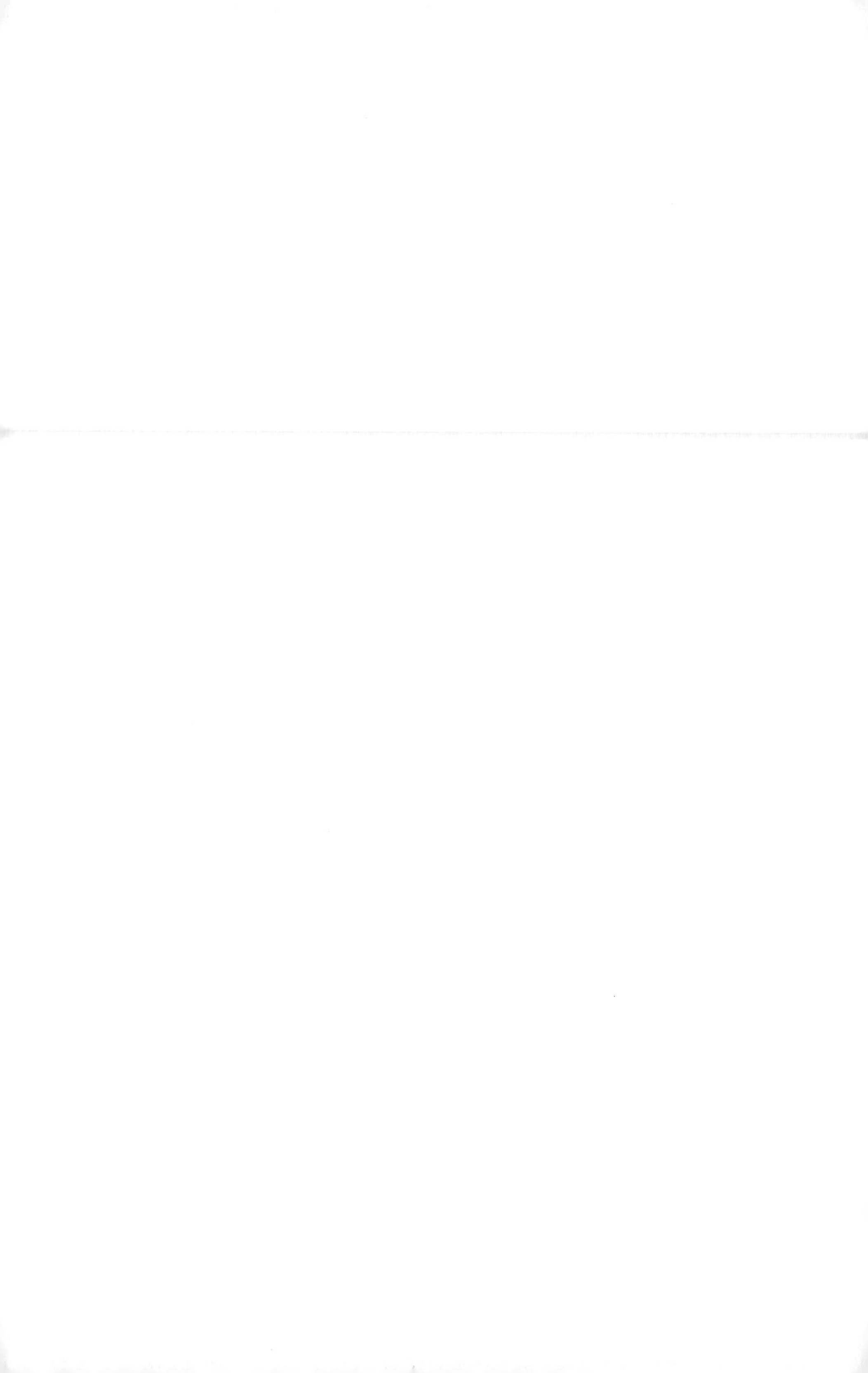

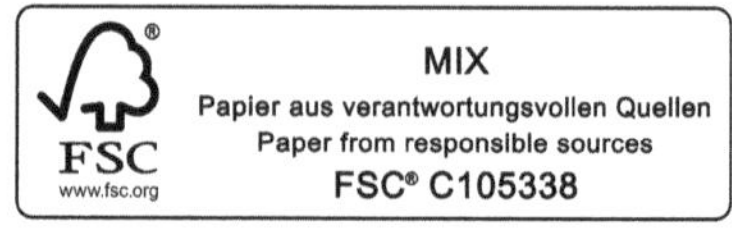

Printed by Books on Demand GmbH, Norderstedt / Germany